La Santé Exotique

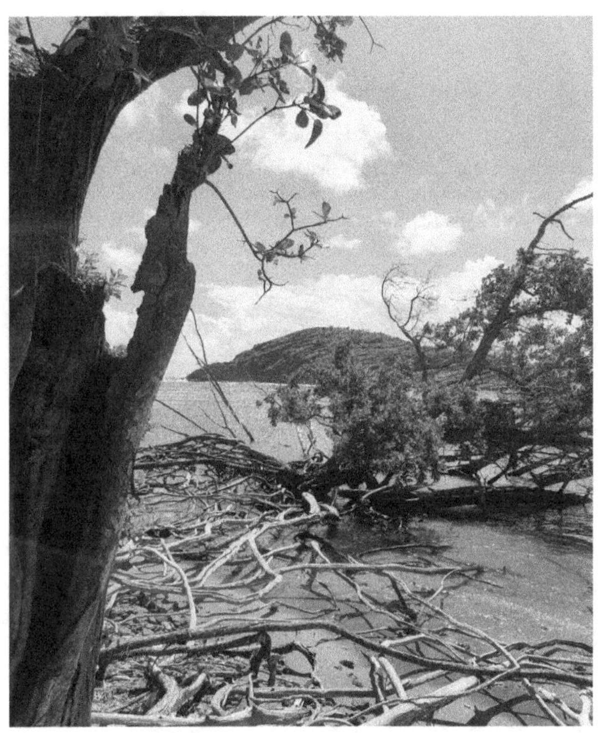

Les 8 Bienfaits de la Nature

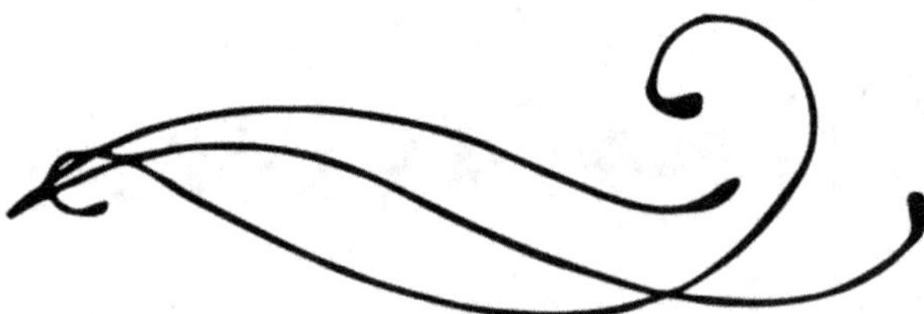

La Préface

En tant que femme originaire des îles, j'ai toujours été fascinée par la richesse naturelle et la diversité des plantes exotiques qui nous entourent. Issues de régions tropicales et souvent nichées dans des écosystèmes uniques, ces plantes renferment des trésors de bienfaits pour la santé et le bien-être. C'est avec une profonde passion et un désir ardent de partager ce patrimoine naturel avec le monde entier que je vous présente ce livre.

Les plantes exotiques ont joué un rôle essentiel dans la médecine traditionnelle de nos îles, offrant des remèdes naturels pour une multitude de maux et des solutions pour maintenir une santé optimale. Aujourd'hui, alors que le monde redécouvre l'importance de revenir à des sources naturelles pour prendre soin de notre corps et de notre esprit, je crois fermement que les plantes exotiques ont un rôle crucial à jouer dans cette quête de bien-être.

À travers les pages de ce livre, j'ai rassemblé une sélection de plantes exotiques exceptionnelles, chacune offrant ses propres bienfaits uniques pour la santé. De la racine de curcuma dorée aux baies de goji écarlates, en passant par les feuilles vertes de moringa et les algues bleu-vert de la spiruline, chaque plante présente dans ces pages est un trésor naturel à découvrir et à apprécier.

Que vous soyez en quête de vitalité, de sérénité, ou simplement d'une meilleure compréhension des merveilles de la nature qui nous entoure, j'espère que ce livre vous inspirera à explorer le monde des plantes exotiques et à intégrer leurs bienfaits dans votre vie quotidienne. Que ces connaissances puissent apporter santé, bonheur et épanouissement à chacun de vous.

Avec amour et gratitude,

Princessa DESILES

<u>LE SOMMAIRE</u>

Ces dix chapitres "Plantes Exotiques pour une Santé Éclatante" offre une plongée fascinante dans le monde des 8 plantes exotiques les plus bénéfiques pour la santé, tout en fournissant des conseils pratiques pour les intégrer harmonieusement dans votre quotidien.

Chapitre 1
L'Introduction aux Plantes Exotiques

Les plantes exotiques ont fasciné les peuples du monde entier depuis des millénaires, offrant une richesse incroyable de saveurs, de parfums et de bienfaits pour la santé. Dans ce chapitre introductif, nous entrons dans la diversité envoûtante des plantes exotiques et explorons leur histoire fascinante dans la médecine traditionnelle.

Depuis l'aube de l'humanité, les civilisations du monde entier ont découvert et utilisé une multitude de plantes exotiques pour leurs propriétés médicinales et culinaires. Des forêts tropicales d'Amazonie aux hautes montagnes de l'Himalaya, chaque région du globe regorge de trésors botaniques uniques et précieux.

Dans les sociétés traditionnelles, les guérisseurs et les chamans ont exploité le pouvoir des plantes exotiques pour traiter une variété de maux, que ce soit des infections, des douleurs, des troubles digestifs ou des déséquilibres émotionnels. Ces connaissances ancestrales ont été transmises de génération en génération, préservant ainsi un précieux patrimoine de sagesse naturelle.

Aujourd'hui, alors que la science moderne continue d'explorer les vertus thérapeutiques des plantes exotiques, de nombreuses traditions anciennes sont redécouvertes et validées par la recherche scientifique. Les phytochimistes et les botanistes étudient les composés actifs présents dans ces plantes, identifiant leurs mécanismes d'action et leurs applications médicinales.

L'utilisation des plantes exotiques à des fins médicinales et culinaires repose sur des principes simples mais puissants. En comprenant la chimie des plantes et leur interaction avec le corps humain, nous pouvons exploiter leur potentiel pour améliorer notre santé et notre bien-être. Que ce soit en infusions apaisantes, en épices revitalisantes ou en compléments alimentaires nourrissants, les plantes exotiques offrent une palette infinie de possibilités pour prendre soin de nous-mêmes de manière naturelle et holistique.

Dans les chapitres à venir, nous explorerons en détail les bienfaits pour la santé d'une sélection de plantes exotiques, ainsi que des conseils pratiques pour les intégrer dans votre vie quotidienne.

Que ce voyage dans le monde des plantes exotiques vous inspire à découvrir de nouveaux horizons gustatifs et à embrasser la sagesse millénaire de la nature.

<u>Vos notes :</u>

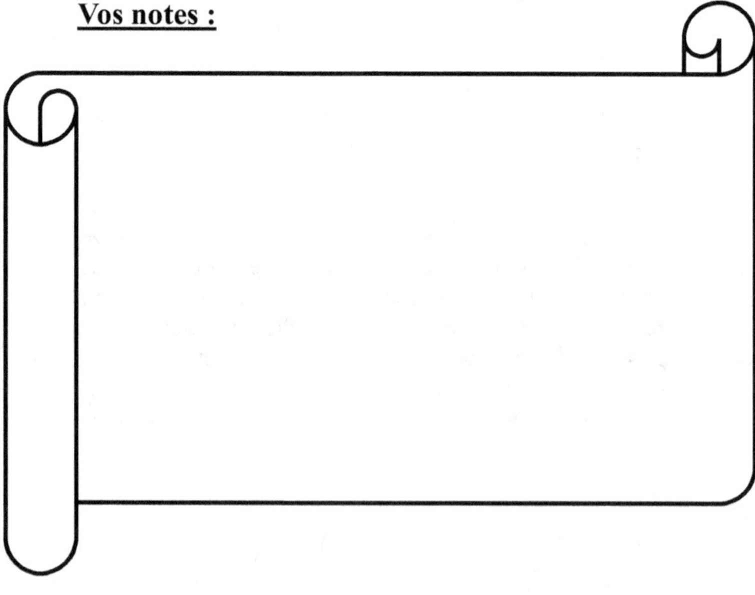

Chapitre 2
Le Curcuma
« L'Or de l'Orient »

Le curcuma, une épice dorée originaire d'Asie, est souvent surnommé "l'or de l'Orient" en raison de ses nombreuses vertus pour la santé. Dans ce chapitre, nous plongeons dans les multiples bienfaits de cette épice étonnante, ainsi que dans des conseils pratiques pour l'incorporer facilement dans votre alimentation quotidienne.

Le curcuma est largement réputé pour ses propriétés anti-inflammatoires, grâce à sa haute teneur en curcumine, un puissant composé bioactif. Des études ont montré que la curcumine peut aider à réduire l'inflammation dans le corps, soulageant ainsi les douleurs articulaires et musculaires associées à des conditions telles que l'arthrite et les maux de dos.

De plus, le curcuma est un excellent antioxydant, capable de neutraliser les radicaux libres et de protéger les cellules contre les dommages oxydatifs. Cette propriété anti-âge peut contribuer à prévenir les maladies chroniques liées au vieillissement et à favoriser une peau saine et radieuse.

En outre, le curcuma est bénéfique pour la digestion, stimulant la production de bile dans le foie et favorisant ainsi une digestion saine. Il peut également soulager les symptômes du syndrome du côlon irritable et de la maladie de Crohn, grâce à ses propriétés anti-inflammatoires et antispasmodiques.

Pour intégrer le curcuma dans votre alimentation quotidienne, il existe de nombreuses options créatives et délicieuses. Vous pouvez ajouter une pincée de curcuma à vos plats de riz, de lentilles ou de légumes pour leur donner une couleur vibrante et une saveur chaleureuse. Le curcuma est également délicieux dans les soupes, les currys, les smoothies et les boissons chaudes comme le lait doré.

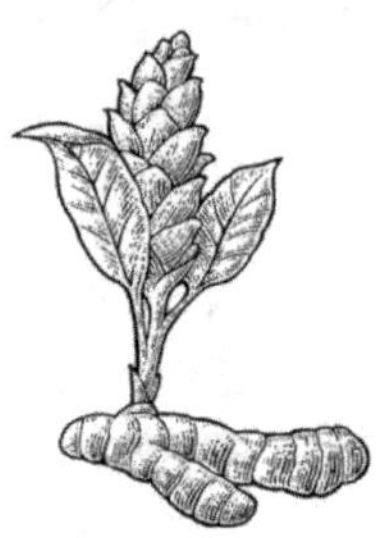

Voici quelques recettes simples pour vous aider à profiter des bienfaits du curcuma :

🏝 Lait Doré au Curcuma : Mélangez du lait chaud avec du curcuma, du gingembre, du miel et une pincée de poivre noir pour une boisson réconfortante et apaisante.

🏝 Curry de Légumes au Curcuma : Faites sauter des légumes frais avec du curcuma, du curry en poudre, de l'ail et du lait de coco pour un plat végétarien coloré et savoureux.

🏝 Smoothie Tropical au Curcuma : Mixez de l'ananas, de la mangue, de la banane, du curcuma et du lait d'amande pour un smoothie rafraîchissant et énergisant.

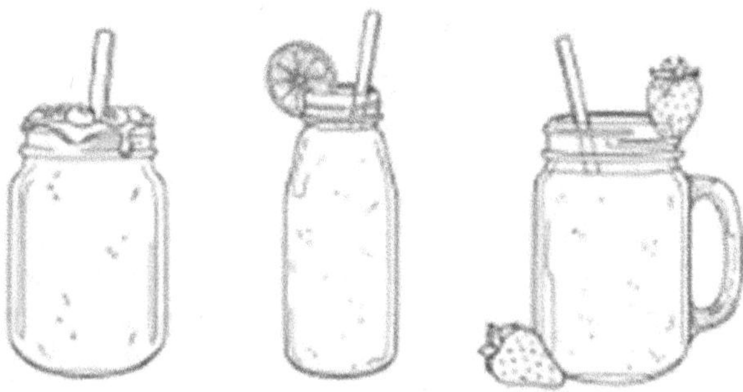

En incorporant le curcuma dans votre alimentation de manière régulière, vous pouvez profiter de ses nombreux bienfaits pour la santé et ajouter une touche d'exotisme et de vitalité à vos repas quotidiens.

Vos notes :

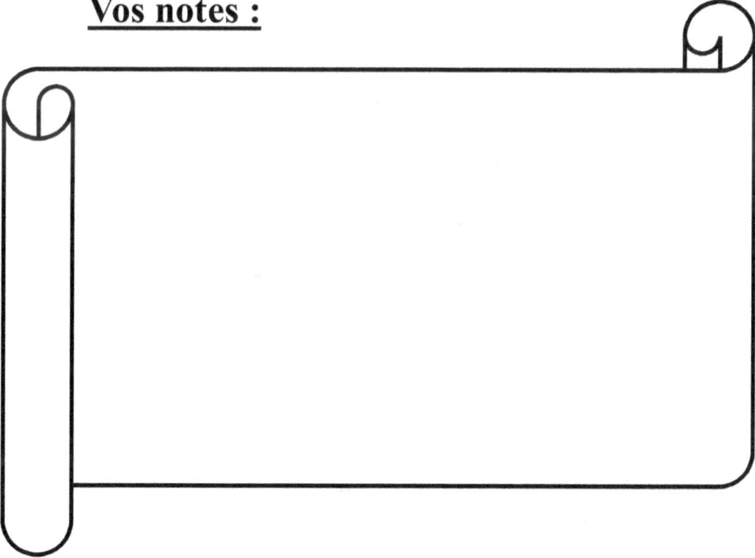

Chapitre 3
Le Moringa
« L'Arbre Miracle »

Le moringa, également connu sous le nom d'"arbre miracle", est une plante précieuse originaire d'Asie et d'Afrique, reconnue pour sa richesse exceptionnelle en nutriments et ses nombreux bienfaits pour la santé. Dans ce chapitre, nous explorerons en profondeur les multiples aspects de cette plante étonnante, ainsi que ses utilisations traditionnelles et modernes dans les compléments alimentaires, les infusions et la cuisine.

Le moringa est souvent considéré comme l'une des plantes les plus nutritives de la planète, car il est riche en vitamines, minéraux, antioxydants, acides aminés et autres composés bioactifs essentiels à la santé humaine. Cette concentration exceptionnelle de nutriments en fait un véritable superaliment, capable de soutenir la vitalité et le bien-être global.

Parmi les nutriments présents dans le moringa, on trouve notamment la vitamine C, la vitamine A, le calcium, le fer, le potassium, le magnésium et les acides aminés essentiels. Ces éléments nutritifs contribuent à renforcer le système immunitaire, à favoriser la santé des os, à soutenir la fonction cérébrale et à protéger les cellules contre les dommages oxydatifs.

En plus de sa richesse nutritionnelle, le moringa possède une gamme impressionnante de bienfaits pour la santé. Il est reconnu pour ses propriétés anti-inflammatoires, antioxydantes, antimicrobiennes et antidiabétiques, ce qui en fait un allié précieux dans la prévention et le traitement de nombreuses maladies chroniques.

Traditionnellement, le moringa est utilisé dans les médecines traditionnelles pour traiter une variété de problèmes de santé, tels que la fièvre, les troubles digestifs, les infections et les problèmes de peau. De nos jours, le moringa est de plus en plus populaire comme complément alimentaire, sous forme de poudre, de capsules ou d'extrait liquide, pour soutenir la santé et le bien-être.

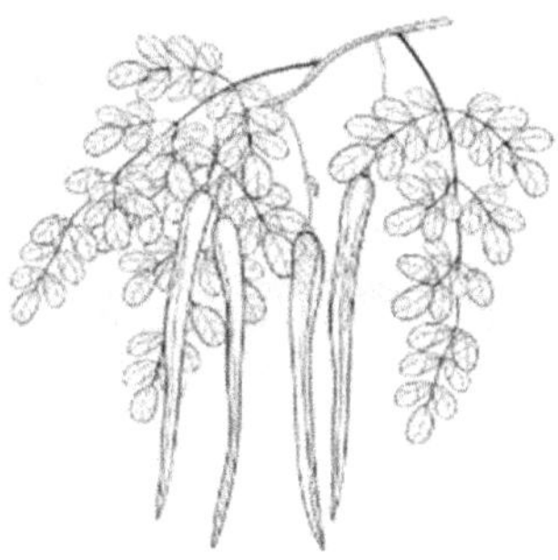

En outre, le moringa peut être intégré de manière créative dans la cuisine, en ajoutant une touche nutritive et exotique à une variété de plats. Les feuilles fraîches peuvent être utilisées dans les salades, les sautés, les soupes et les smoothies, tandis que la poudre de moringa peut être incorporée dans les sauces, les pâtisseries et les boissons.

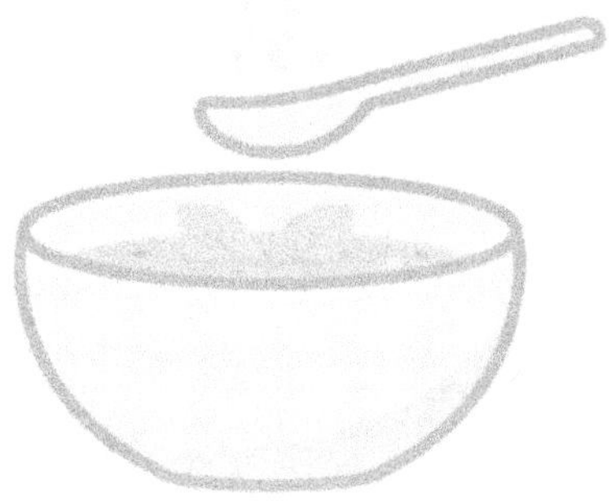

Que ce soit pour renforcer votre système immunitaire, soutenir votre santé digestive ou simplement ajouter une touche de vitalité à votre alimentation, le moringa offre une multitude de possibilités pour améliorer votre bien-être. Explorez les nombreuses façons d'intégrer cette plante miraculeuse dans votre vie quotidienne et découvrez ses bienfaits pour votre santé et votre vitalité.

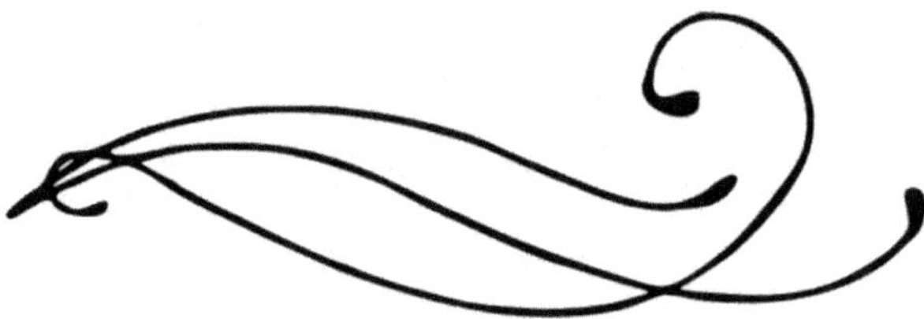

Vos notes :

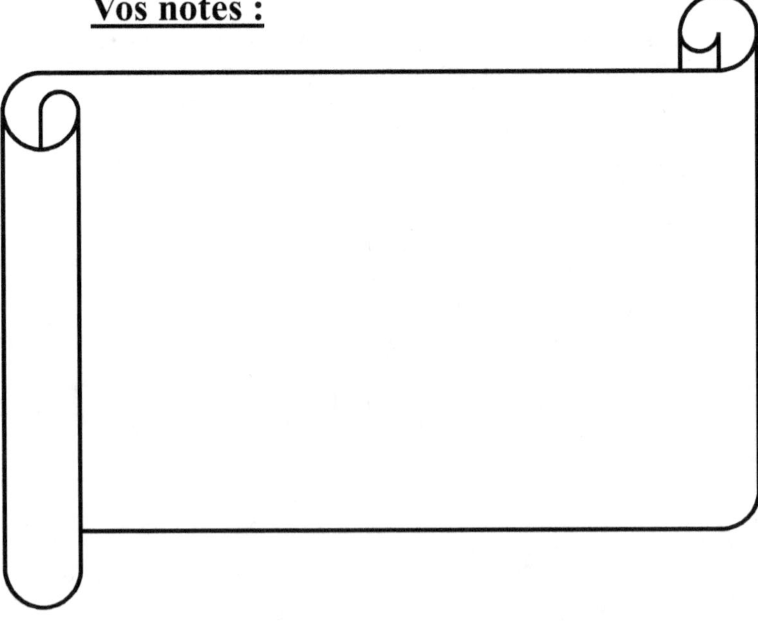

Chapitre 4
Le Baobab
« Le Superfruit Africain »

Le baobab, souvent surnommé "l'arbre de vie", est un symbole emblématique de l'Afrique et une source de nutrition exceptionnelle depuis des siècles. Dans ce chapitre, nous immergeons dans les vertus nutritives remarquables de ce superfruit africain, ainsi que dans des idées de recettes pour l'intégrer de manière délicieuse et créative dans votre alimentation.

Ce superfruit est célèbre pour sa richesse en vitamines, minéraux et antioxydants, ce qui en fait l'un des superaliments les plus prisés au monde. Il est particulièrement riche en vitamine C, un puissant antioxydant qui renforce le système immunitaire et favorise la santé de la peau. De plus, le baobab est une excellente source de calcium, de fer, de potassium, de magnésium et de fibres alimentaires, contribuant ainsi à la santé des os, à la fonction musculaire, à la digestion et au maintien d'un taux de sucre sanguin stable.

En plus de ses bienfaits nutritionnels, le baobab possède des propriétés anti-inflammatoires et antimicrobiennes, ce qui en fait un allié précieux dans la lutte contre les maladies et les infections. De plus, sa teneur élevée en fibres alimentaires peut aider à réguler le transit intestinal et à soutenir une digestion saine.

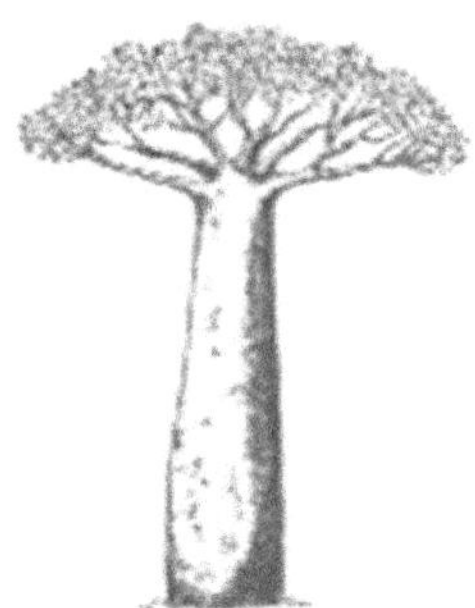

<u>Pour intégrer le baobab dans votre alimentation quotidienne, voici quelques idées de recettes créatives :</u>

🏝 Smoothie Vitalité au Baobab : Mélangez du yaourt nature, des fruits frais (comme des bananes, des mangues ou des fraises) et une cuillère à café de poudre de baobab pour un smoothie énergisant et revitalisant.

🏝 Barres Énergétiques au Baobab : Mélangez des dattes, des noix, de la noix de coco râpée et de la poudre de baobab dans un robot culinaire, puis formez des barres énergétiques à emporter comme collation saine et nourrissante.

🏝 Salade Exotique au Baobab : Ajoutez une touche de poudre de baobab à votre vinaigrette maison pour une salade colorée et exotique, associant des légumes frais, des fruits et des graines.

🏝 Dessert Rafraîchissant au Baobab : Mélangez du lait de coco, de la poudre de baobab et du sirop d'agave pour créer une crème glacée maison au goût exotique et rafraîchissant.

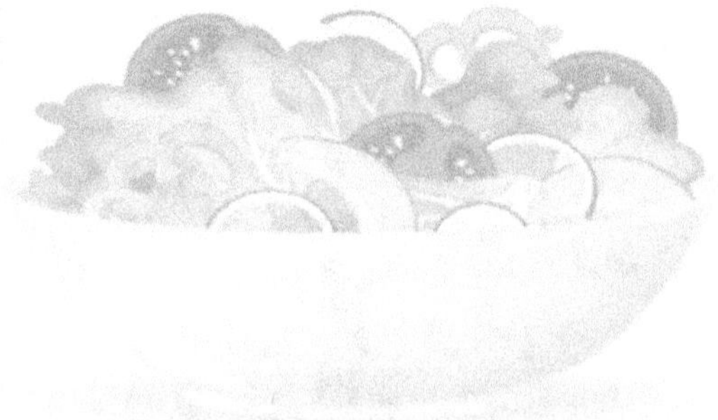

En incorporant le baobab dans vos recettes préférées, vous pouvez profiter de ses nombreux bienfaits pour la santé tout en découvrant de nouvelles saveurs et textures exotiques. Que ce soit dans les smoothies, les desserts ou les plats salés, le baobab offre une infinité de possibilités pour élever votre alimentation vers de nouveaux sommets de vitalité et de bien-être.

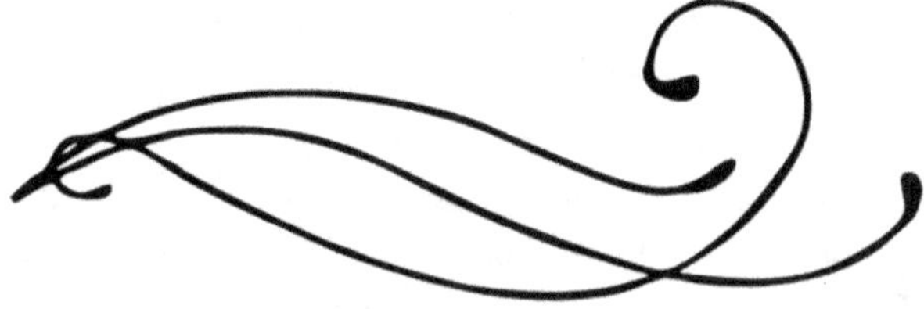

<u>Vos notes :</u>

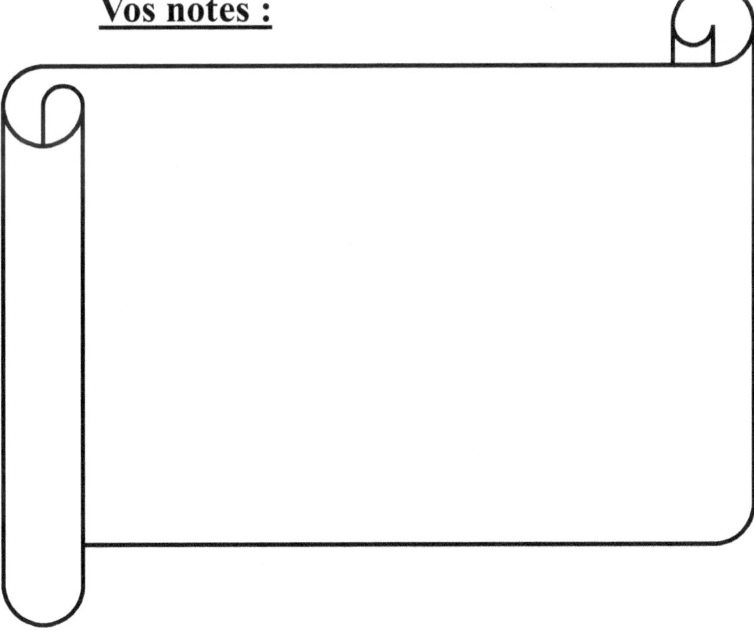

Chapitre 5
L'Açaï
« Le Trésor Amazonien »

L'açaï, fruit pourpre foncé récolté dans les forêts tropicales d'Amazonie, est souvent considéré comme un trésor de bienfaits pour la santé. Dans ce chapitre, nous explorerons les vertus extraordinaires de cette baie amazonienne, riche en antioxydants et en acides gras essentiels, ainsi que des conseils pratiques pour choisir et préparer des produits à base d'açaï.

Ce fruit est largement reconnu pour sa teneur exceptionnelle en antioxydants, en particulier les anthocyanes, qui sont responsables de sa couleur pourpre profonde. Ces antioxydants combattent les radicaux libres dans le corps, protégeant ainsi les cellules contre les dommages oxydatifs et réduisant le risque de maladies chroniques telles que les maladies cardiaques, le diabète et le cancer.

De plus, l'açaï est une source précieuse d'acides gras essentiels, tels que les acides gras oméga-3, 6 et 9, qui sont bénéfiques pour la santé cardiovasculaire, la fonction cérébrale et la santé de la peau. Ces acides gras contribuent également à réduire l'inflammation dans le corps, favorisant ainsi une meilleure santé globale.

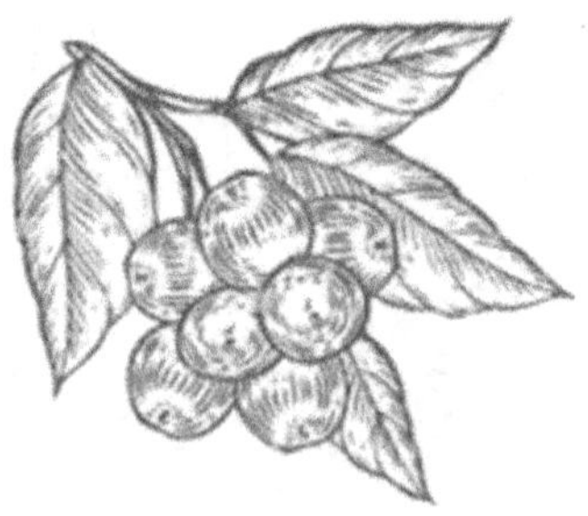

<u>**Pour profiter des bienfaits pour la santé de l'açaï, il est important de choisir des produits de haute qualité et de les préparer de manière appropriée. Voici quelques conseils utiles :**</u>

- **Choix des produits :** Optez pour des produits d'açaï biologiques et purs, sans additifs ni sucres ajoutés. Recherchez des marques réputées qui utilisent des méthodes durables de récolte et de transformation.

- **Préparation des bols de smoothie :** Pour préparer un bol de smoothie à l'açaï, utilisez des baies d'açaï surgelées ou de la poudre d'açaï congelée. Mélangez l'açaï avec des fruits surgelés, du lait d'amande ou de coco, et des superaliments comme les graines de chia ou de lin, pour créer un smoothie épais et crémeux.

- **Préparation des jus :** Pour préparer un jus d'açaï rafraîchissant, mélangez de la poudre d'açaï avec de l'eau, du lait de coco ou du jus de fruits naturel. Ajoutez du miel ou du sirop d'érable pour sucrer selon vos préférences, et servez le jus bien frais avec des glaçons.

- **Personnalisation des recettes :** N'hésitez pas à personnaliser vos bols de smoothie ou vos jus d'açaï en ajoutant d'autres fruits, des légumes verts, des protéines en poudre, des herbes fraîches ou des garnitures comme des graines de granola, des baies fraîches ou des copeaux de noix de coco.

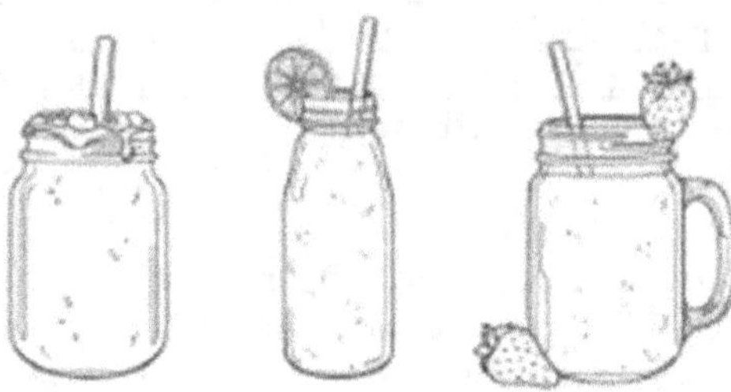

En incorporant l'açaï dans votre alimentation de manière régulière et variée, vous pouvez profiter de ses nombreux bienfaits pour la santé tout en découvrant de nouvelles saveurs exotiques et revigorantes. Que ce soit dans les bols de smoothie, les jus ou d'autres préparations créatives, l'açaï offre une infinité de possibilités pour enrichir votre alimentation et votre style de vie.

Vos notes :

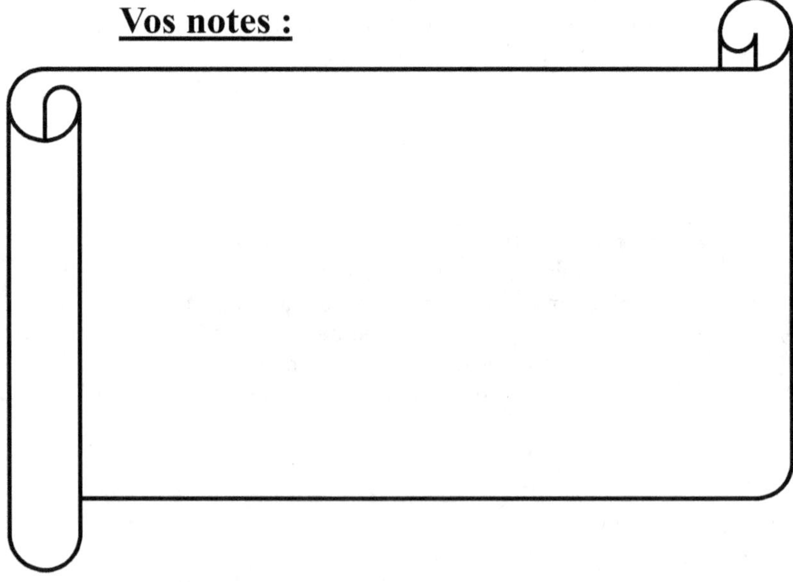

Chapitre 6
La Spiruline
« L'Algues des Mille Vertus »

La spiruline, souvent appelée "algue des mille vertus", est une micro-algue aux propriétés nutritionnelles exceptionnelles. Dans ce chapitre, nous plongeons dans les bienfaits incroyables de la spiruline, riche en protéines, en vitamines et en minéraux, ainsi que dans ses utilisations variées dans les compléments alimentaires, les boissons énergisantes et les recettes culinaires.

Cette micro-algue est réputée pour sa composition nutritionnelle exceptionnelle. Elle est l'une des sources les plus riches en protéines de la planète, contenant jusqu'à 60 à 70 % de protéines complètes, facilement digestibles et bien assimilables par le corps humain. De plus, la spiruline est une source importante de vitamines B (notamment la vitamine B12), de vitamines E et K, ainsi que de minéraux tels que le fer, le calcium, le magnésium et le zinc.

Grâce à sa composition nutritionnelle exceptionnelle, la spiruline offre de nombreux bienfaits pour la santé. Elle renforce le système immunitaire, favorise la santé cardiovasculaire, soutient la fonction cérébrale et aide à détoxifier le corps en éliminant les métaux lourds et les toxines. De plus, la spiruline est réputée pour son action anti-inflammatoire, antioxydante et alcalinisante, aidant ainsi à réduire l'inflammation, à neutraliser les radicaux libres et à équilibrer le pH du corps.

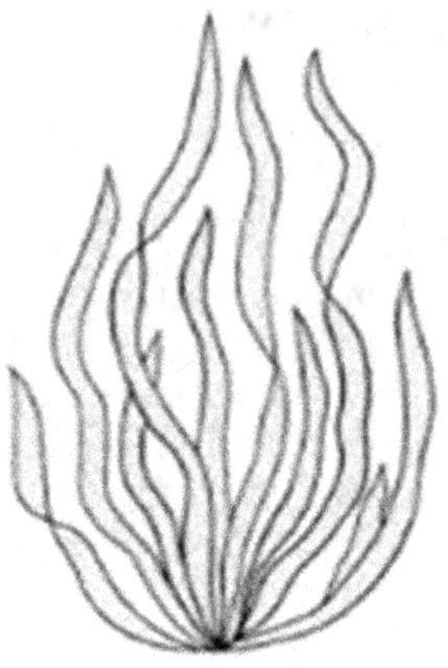

La spiruline est utilisée depuis des siècles dans les cultures du monde entier comme complément alimentaire pour soutenir la santé et le bien-être. Aujourd'hui, elle est disponible sous forme de comprimés, de poudre ou de liquide, et peut être facilement intégrée dans une variété de produits et de recettes.

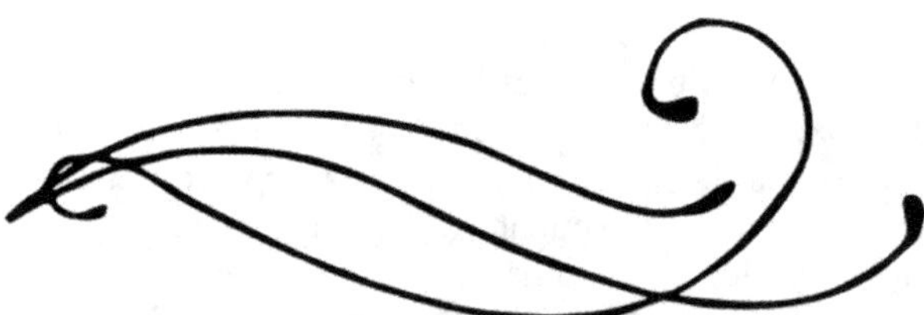

Compléments alimentaires : La spiruline est souvent consommée sous forme de comprimés ou de poudre comme complément alimentaire pour soutenir la santé et augmenter l'apport nutritionnel quotidien.

Boissons énergisantes : La spiruline peut être ajoutée à des smoothies, des jus de fruits frais ou des boissons protéinées pour un coup de pouce énergétique et nutritif.

Recettes culinaires : La spiruline peut être intégrée dans une variété de recettes culinaires, notamment des soupes, des sauces, des pâtes à tartiner, des salades et des plats à base de céréales ou de légumineuses, pour ajouter une touche de couleur, de saveur nutritionnelle.

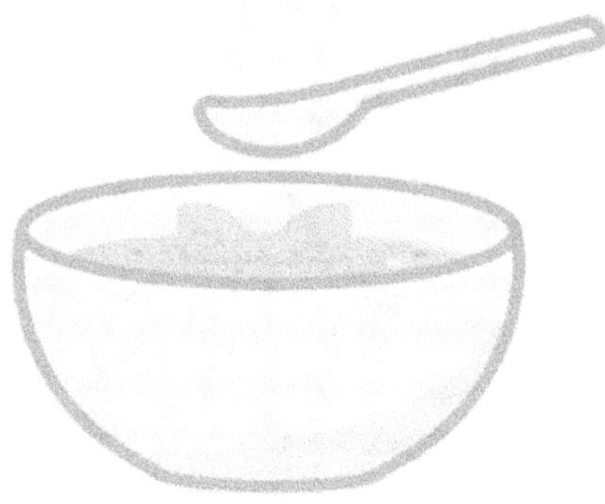

En incorporant la spiruline dans votre alimentation de manière régulière et variée, vous pouvez profiter de ses nombreux bienfaits pour la santé tout en explorant de nouvelles saveurs et textures. Que ce soit dans les compléments alimentaires, les boissons énergisantes ou les recettes culinaires, la spiruline offre une multitude de possibilités pour enrichir votre alimentation et votre mode de vie.

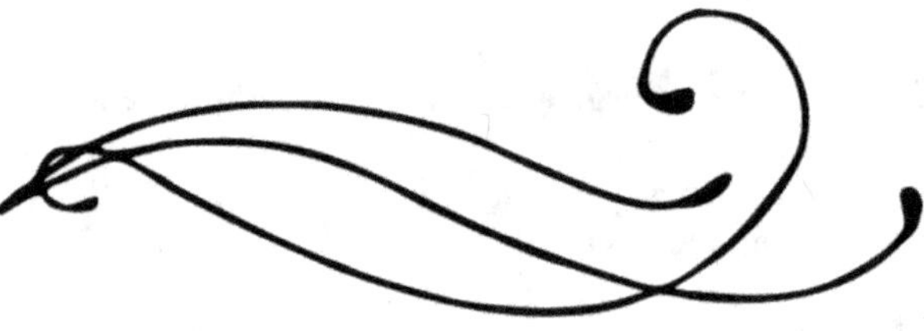

Vos notes :

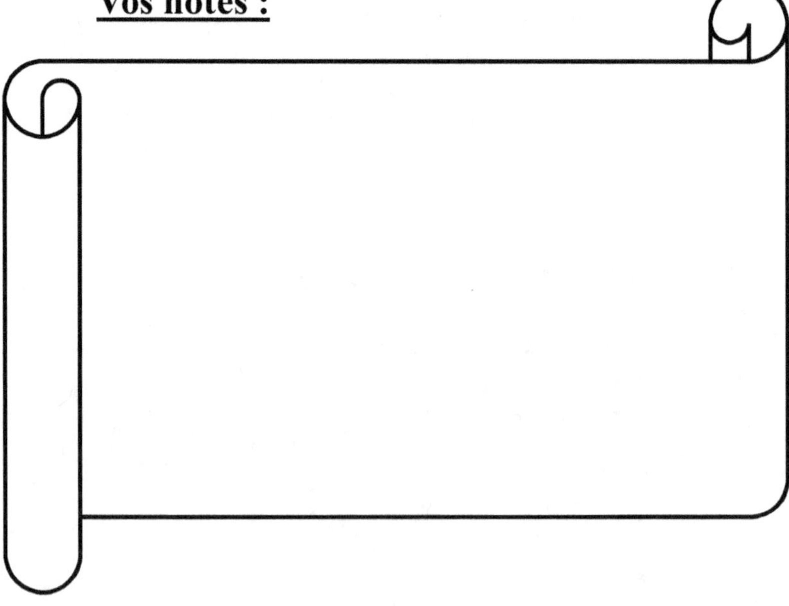

Chapitre 7
Le Maca
« La Racine de l'Énergie »

La maca, une racine originaire des hauts plateaux des Andes péruviennes, est réputée pour ses effets bénéfiques sur la vitalité, l'énergie et l'équilibre hormonal. Dans ce chapitre, nous explorerons les nombreuses vertus de cette plante incroyable, ainsi que des recettes et des astuces pour intégrer facilement la maca dans des smoothies, des pâtisseries et des plats salés.

Cette racine est considérée comme un adaptogène, c'est-à-dire une plante qui aide le corps à s'adapter au stress et à rétablir l'équilibre hormonal. Elle est particulièrement appréciée pour ses effets bénéfiques sur la vitalité et l'énergie, aidant à augmenter la résistance physique et mentale, à réduire la fatigue et à améliorer la performance athlétique.

En plus de ses propriétés énergisantes, la maca est également réputée pour ses effets sur l'équilibre hormonal, en particulier chez les femmes. Elle peut aider à réguler les cycles menstruels, à soulager les symptômes du syndrome prémenstruel et de la ménopause, et à stimuler la libido chez les hommes et les femmes.

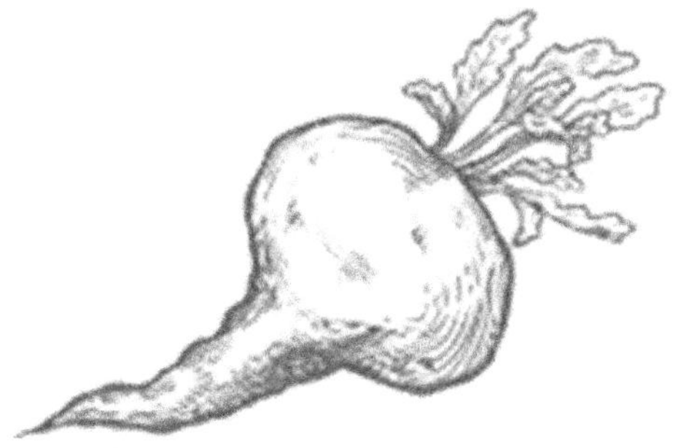

<u>**Pour intégrer la maca dans votre alimentation quotidienne, voici quelques recettes et astuces simples et délicieuses :**</u>

Smoothie Énergétique à la Maca : Mélangez de la banane, des baies, du lait d'amande, une cuillère à café de poudre de maca et une pincée de cannelle pour un smoothie revitalisant et nourrissant.

Barres Énergétiques à la Maca : Mélangez des dattes, des noix, des graines de chia, de la poudre de maca et du cacao en poudre dans un robot culinaire, puis formez des barres énergétiques à emporter comme collation saine et énergisante.

Pâtisseries à la Maca : Ajoutez de la poudre de maca à vos recettes de muffins, de biscuits ou de brownies pour leur donner une saveur subtile et une touche nutritive supplémentaire.

Plats Salés à la Maca : Saupoudrez de la poudre de maca sur vos plats salés, tels que les soupes, les salades, les plats de céréales ou les légumes rôtis, pour ajouter une saveur unique et des bienfaits pour la santé.

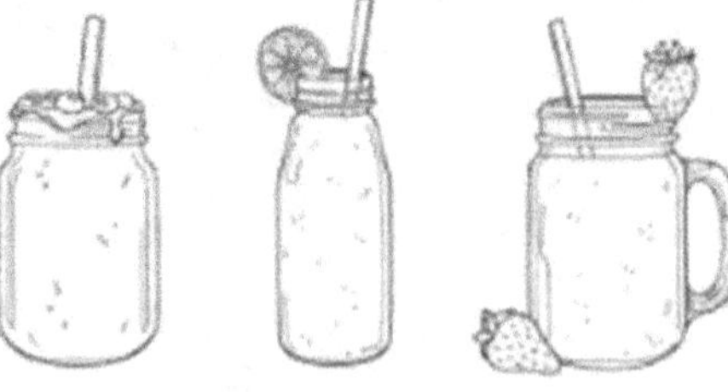

En incorporant la maca dans votre alimentation de manière régulière et variée, vous pouvez profiter de ses nombreux bienfaits pour la vitalité, l'énergie et l'équilibre hormonal. Que ce soit dans les smoothies, les pâtisseries ou les plats salés, la maca offre une multitude de possibilités pour enrichir votre alimentation et améliorer votre bien-être global.

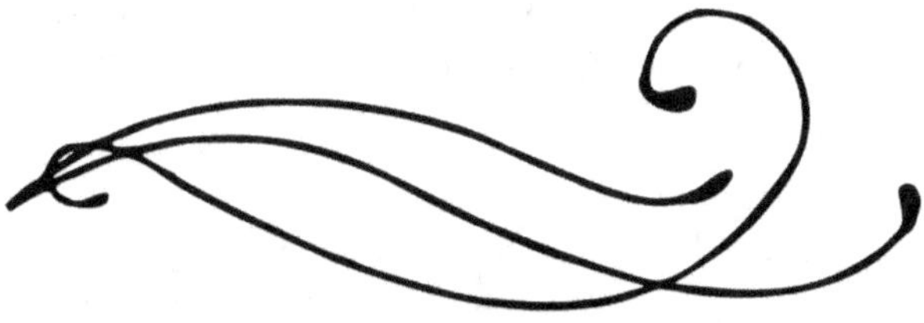

<u>Vos notes :</u>

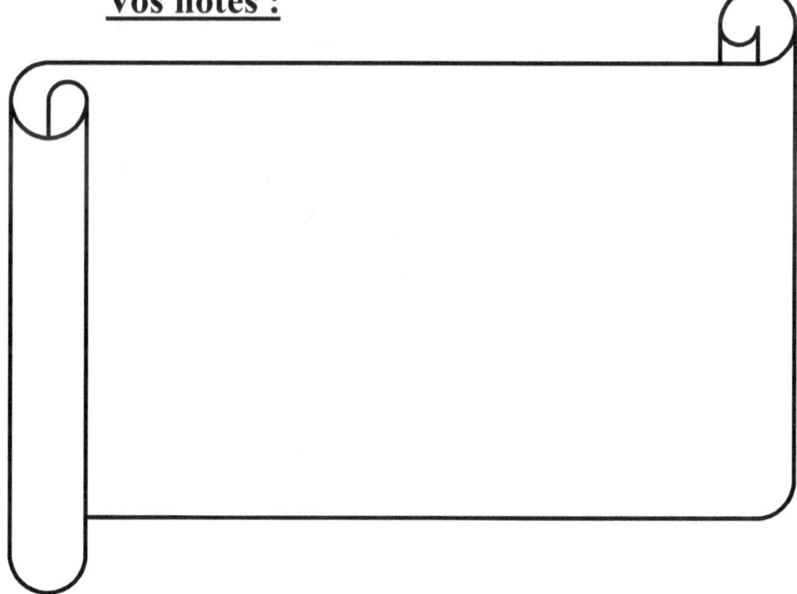

Chapitre 8
Le Goji
« La Baie de Longévité »

Les baies de goji, fruits rouge brillant originaires de la région himalayenne et utilisées depuis des siècles en médecine traditionnelle chinoise, sont célèbres pour leurs nombreuses propriétés antioxydantes et anti-âge. Dans ce chapitre, nous explorerons les bienfaits extraordinaires de ces baies, ainsi que des suggestions de recettes pour les intégrer dans les salades, les desserts et les infusions.

Les baies de goji sont riches en antioxydants, notamment en caroténoïdes (comme la lutéine et la zéaxanthine) et en vitamine C, qui aident à neutraliser les radicaux libres et à protéger les cellules contre les dommages oxydatifs. Ces propriétés antioxydantes contribuent à ralentir le processus de vieillissement, en favorisant une peau saine, une vision optimale et un système immunitaire renforcé.

En plus de leurs propriétés antioxydantes, les baies de goji sont également riches en nutriments essentiels tels que les vitamines B, les minéraux (comme le fer, le zinc et le sélénium) et les acides aminés. Ces éléments nutritifs soutiennent la santé globale, en favorisant une énergie durable, une fonction cognitive optimale et une régulation du métabolisme.

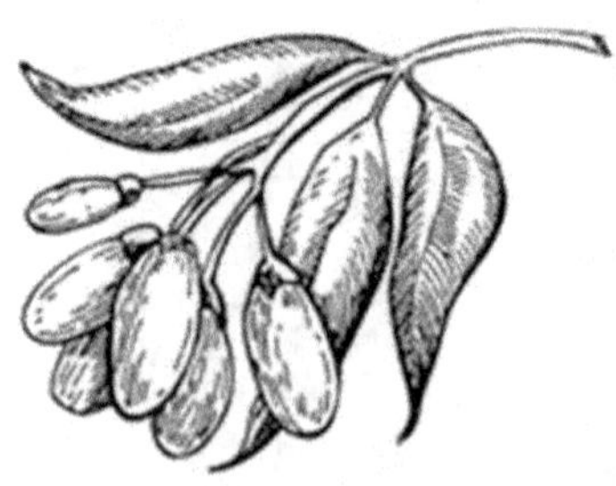

<u>**Pour profiter des bienfaits des baies de goji dans votre alimentation quotidienne, voici quelques suggestions de recettes savoureuses et nourrissantes :**</u>

Salade Énergisante aux Baies de Goji : Mélangez des épinards frais, des tranches d'orange, des graines de tournesol et des baies de goji dans un bol, puis arrosez d'une vinaigrette à base de jus d'orange, d'huile d'olive et de miel pour une salade délicieuse et revitalisante.

Muffins aux Baies de Goji : Ajoutez des baies de goji séchées à votre recette de muffins préférée pour une touche sucrée et nutritive, parfaite pour le petit-déjeuner ou une collation saine.

Infusion Antioxydante aux Baies de Goji : Faites infuser des baies de goji séchées dans de l'eau chaude pendant quelques minutes pour créer une boisson délicieuse et revigorante, à déguster chaude ou froide.

Barres Énergétiques aux Baies de Goji : Mélangez des baies de goji séchées, des amandes, des dattes, des graines de chia et du cacao en poudre dans un robot culinaire, puis formez des barres énergétiques maison pour une collation nutritive et pratique.

En intégrant les baies de goji dans votre alimentation de manière régulière et variée, vous pouvez profiter de leurs nombreux bienfaits pour la santé et ajouter une touche exotique et délicieuse à vos repas et collations quotidiens. Que ce soit dans les salades, les desserts ou les infusions, les baies de goji offrent une multitude de possibilités pour améliorer votre bien-être global et favoriser une longévité saine et épanouissante.

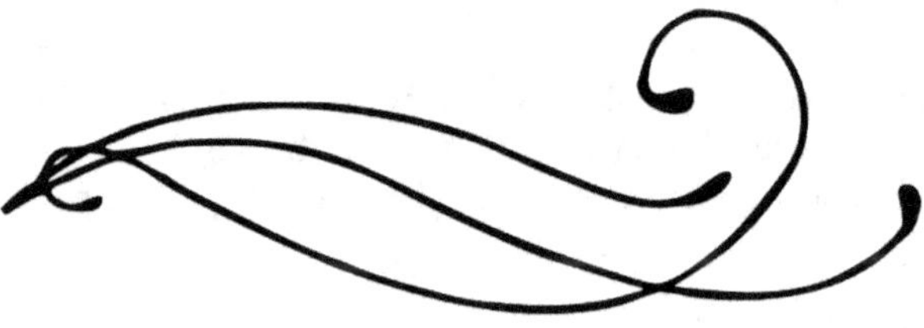

Vos notes :

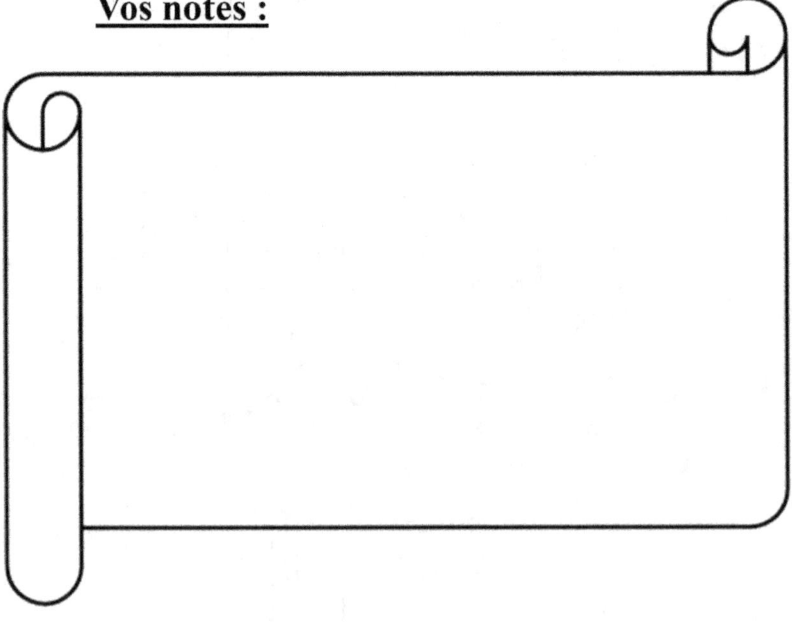

Chapitre 9
Le Noni
« La Plante Miracle des Îles »

Le noni, également connu sous le nom de "morinda citrifolia", est une plante originaire des îles du Pacifique et est largement utilisé dans la médecine traditionnelle polynésienne depuis des siècles. Dans ce chapitre, nous explorerons les utilisations traditionnelles et modernes du noni, en mettant en lumière ses propriétés anti-inflammatoires et immunostimulantes, ainsi que des conseils pour le consommer sous forme de jus, de capsules ou d'extraits.

Le noni est considéré comme une plante miracle dans de nombreuses cultures des îles du Pacifique en raison de ses multiples bienfaits pour la santé. Il est traditionnellement utilisé pour soulager une variété de problèmes de santé, tels que les douleurs articulaires, les troubles digestifs, les infections et les problèmes de peau.

Les recherches modernes ont confirmé certaines des propriétés bénéfiques du noni, en mettant en évidence son potentiel anti-inflammatoire, immunostimulant et antioxydant. Le noni contient des composés bioactifs tels que les iridoïdes, les flavonoïdes et les terpènes, qui agissent en synergie pour renforcer le système immunitaire, réduire l'inflammation et protéger les cellules contre les dommages oxydatifs.

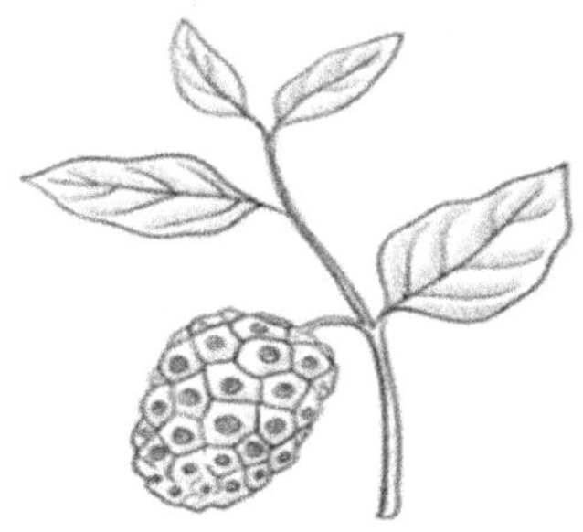

<u>**Pour consommer le noni et profiter de ses bienfaits pour la santé, il existe plusieurs options disponibles :**</u>

🏝 **Jus de Noni :** Le jus de noni est l'une des formes les plus populaires de consommation. Il peut être consommé seul ou mélangé à d'autres jus de fruits pour atténuer son goût légèrement amer.

🏝 **Capsules de Noni :** Les capsules de noni sont pratiques pour ceux qui préfèrent une option de supplémentation facile à prendre. Elles sont disponibles dans de nombreuses boutiques de produits naturels et pharmacies.

🏝 **Extraits de Noni :** Les extraits de noni sont concentrés en nutriments et peuvent être ajoutés à des smoothies, des boissons ou des recettes culinaires pour une dose supplémentaire de bienfaits pour la santé.

Il est important de noter que le noni peut avoir un goût et une odeur forts, qui peuvent ne pas convenir à tout le monde. Il est donc recommandé de commencer par de petites doses et d'augmenter progressivement selon les besoins individuels.

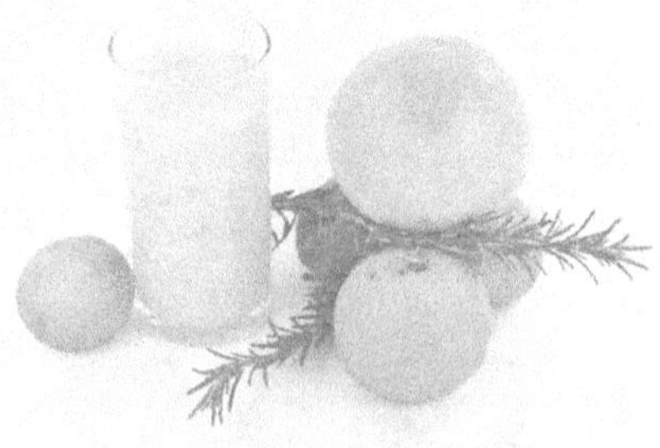

En incorporant le noni dans votre routine quotidienne de manière régulière et prudente, vous pouvez profiter de ses nombreux bienfaits pour la santé et découvrir les merveilles de cette plante miracle des îles du Pacifique. Que ce soit sous forme de jus, de capsules ou d'extraits, le noni offre une multitude de possibilités pour soutenir votre bien-être global et favoriser une santé optimale.

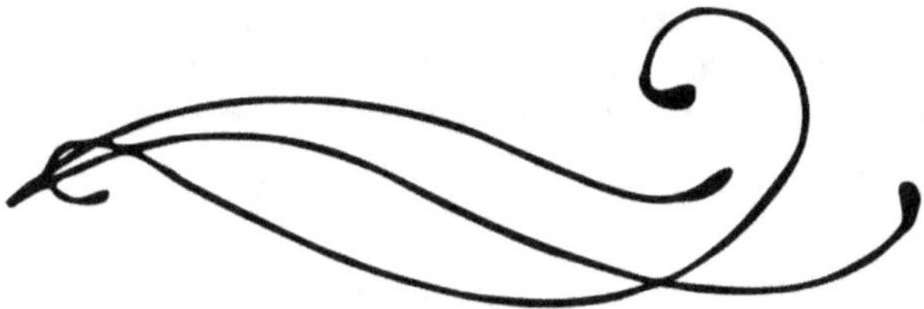

<u>Vos notes :</u>

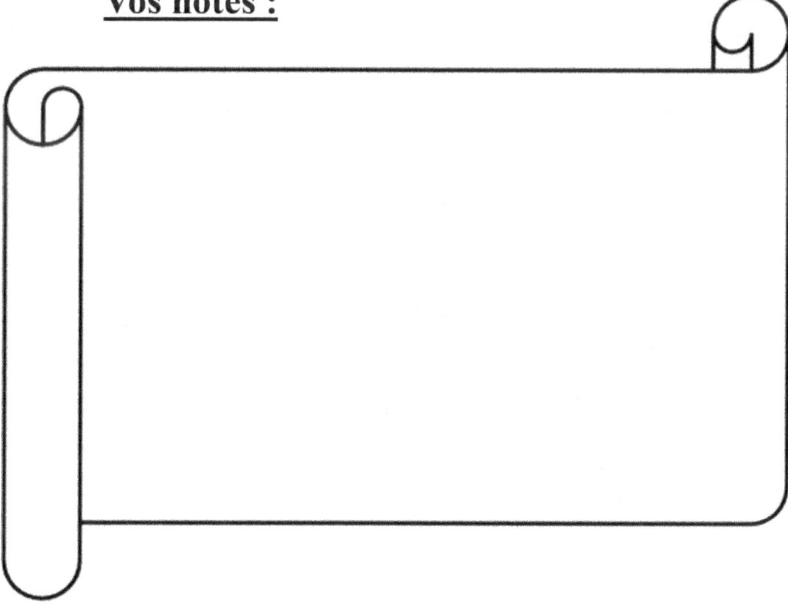

Chapitre 10
Intégrer les Plantes Exotiques dans votre Vie

En parcourant ce livre, vous avez découvert une sélection de plantes exotiques extraordinaires, chacune offrant une myriade de bienfaits pour la santé et une richesse nutritionnelle inégalée. Dans cette conclusion, nous allons récapituler les bienfaits des plantes exotiques présentées dans ce livre et vous encourager à explorer davantage ces merveilles de la nature pour les intégrer dans une alimentation équilibrée et un mode de vie sain.

Le curcuma, avec ses propriétés anti-inflammatoires et antioxydantes, peut aider à réduire l'inflammation et à protéger les cellules contre les dommages oxydatifs.

Le moringa, l'arbre miracle, est une source précieuse de nutriments essentiels, soutenant la vitalité et la santé globale.

Le baobab, la superfruit africaine, est riche en vitamines, minéraux et antioxydants, renforçant le système immunitaire et favorisant une peau saine.

L'açaï, le trésor amazonien, est célèbre pour ses propriétés antioxydantes et ses bienfaits pour la vitalité.

La spiruline, l'algue des mille vertus, offre une source exceptionnelle de protéines, de vitamines et de minéraux, soutenant l'énergie et la santé globale.

Le maca, la racine de l'énergie, aide à stimuler la vitalité et l'équilibre hormonal.
Les baies de goji, la baie de longévité, sont riches en antioxydants et en nutriments essentiels, soutenant la santé et la vitalité.

Enfin, **le noni,** la plante miracle des îles, est réputé pour ses propriétés anti-inflammatoires et immunostimulantes, favorisant une santé optimale.

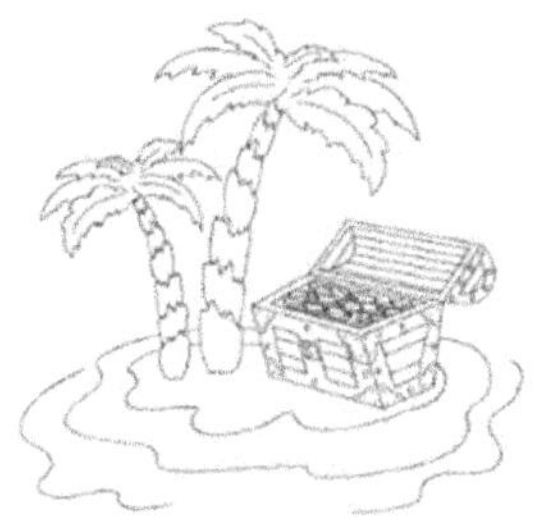

En intégrant ces plantes exotiques dans votre alimentation quotidienne :
Vous pouvez profiter d'une variété de bienfaits pour la santé, allant de la protection contre les maladies chroniques à l'augmentation de l'énergie et de la vitalité. Que ce soit sous forme de suppléments, de poudres, de jus ou d'extraits, ces plantes offrent une multitude de possibilités pour enrichir votre alimentation et améliorer votre bien-être global.

Nous vous encourageons donc à explorer davantage ces plantes exotiques et à les intégrer de manière créative dans votre vie quotidienne.
Que ce soit en préparant des smoothies énergisants, des pâtisseries nutritives ou des plats exotiques et savoureux, les plantes exotiques peuvent ajouter une touche de vitalité et de santé à chaque repas. N'hésitez pas à expérimenter avec de nouvelles recettes et à partager vos découvertes avec vos proches, afin de promouvoir une culture de bien-être et de santé dans votre entourage.

Ensemble, embrassons le pouvoir des plantes exotiques et cultivons un mode de vie vibrant, équilibré et enrichissant.

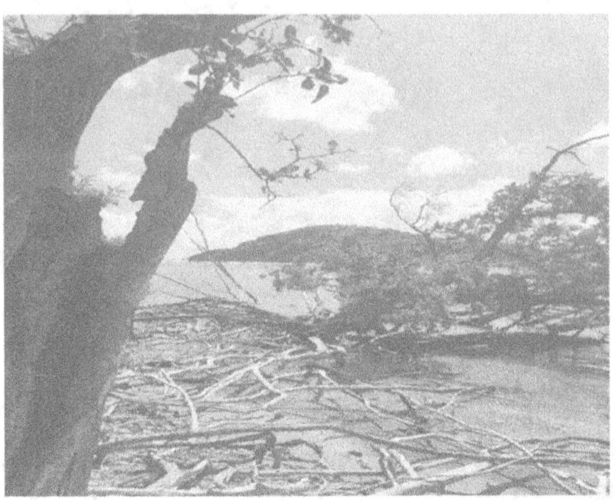

Que votre voyage vers une santé optimale soit rempli de découvertes passionnantes et de bénédictions durables pour le corps et l'esprit…

Vos notes :

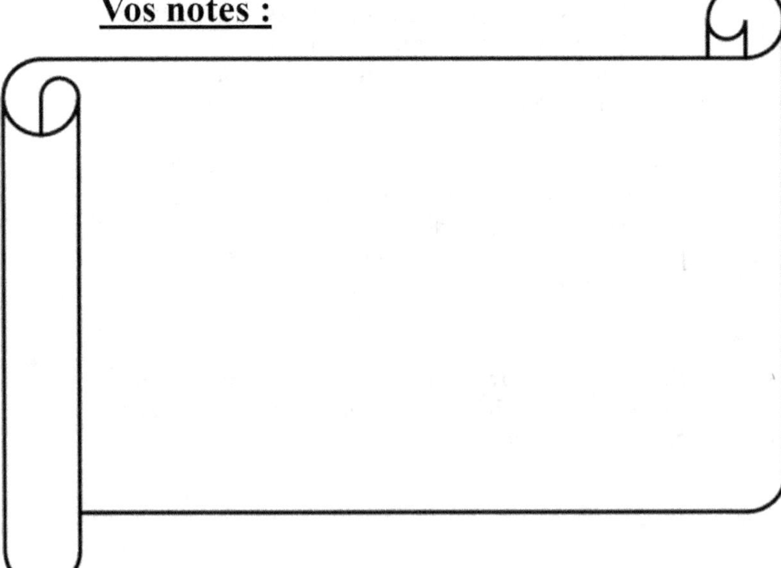